BEI GRIN MACHT SICH IHR WISSEN BEZAHLT

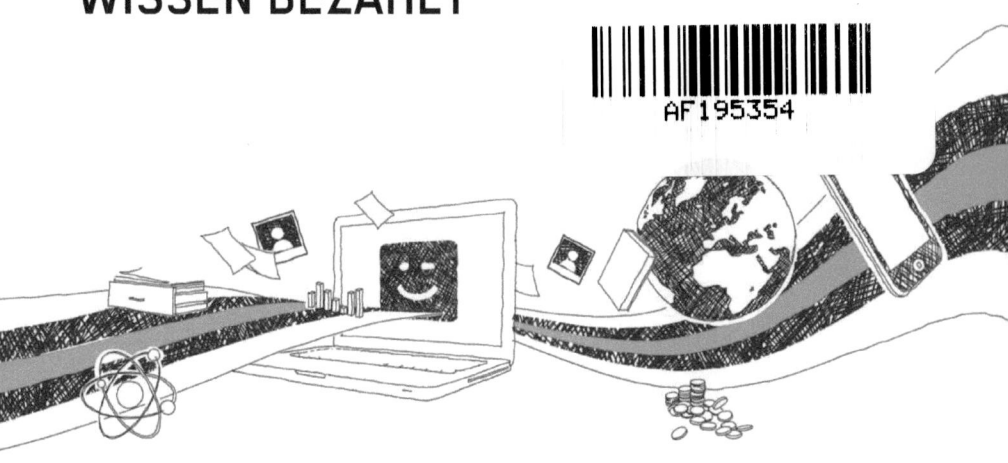

- Wir veröffentlichen Ihre Hausarbeit, Bachelor- und Masterarbeit

- Ihr eigenes eBook und Buch - weltweit in allen wichtigen Shops

- Verdienen Sie an jedem Verkauf

Jetzt bei www.GRIN.com hochladen und kostenlos publizieren

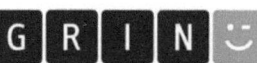

Michaela Schulz

Bedeutung der Patientencompliance am Beispiel erwachsener Diabetes mellitus Typ II Erkrankter

GRIN Verlag

Bibliografische Information der Deutschen Nationalbibliothek:

Die Deutsche Bibliothek verzeichnet diese Publikation in der Deutschen National-
bibliografie; detaillierte bibliografische Daten sind im Internet über http://dnb.d-
nb.de/ abrufbar.

Dieses Werk sowie alle darin enthaltenen einzelnen Beiträge und Abbildungen
sind urheberrechtlich geschützt. Jede Verwertung, die nicht ausdrücklich vom
Urheberrechtsschutz zugelassen ist, bedarf der vorherigen Zustimmung des Verla-
ges. Das gilt insbesondere für Vervielfältigungen, Bearbeitungen, Übersetzungen,
Mikroverfilmungen, Auswertungen durch Datenbanken und für die Einspeicherung
und Verarbeitung in elektronische Systeme. Alle Rechte, auch die des auszugsweisen
Nachdrucks, der fotomechanischen Wiedergabe (einschließlich Mikrokopie) sowie
der Auswertung durch Datenbanken oder ähnliche Einrichtungen, vorbehalten.

Impressum:

Copyright © 2012 GRIN Verlag GmbH
Druck und Bindung: Books on Demand GmbH, Norderstedt Germany
ISBN: 978-3-656-23380-0

Dieses Buch bei GRIN:

http://www.grin.com/de/e-book/197126/bedeutung-der-patientencompliance-am-
beispiel-erwachsener-diabetes-mellitus

GRIN - Your knowledge has value

Der GRIN Verlag publiziert seit 1998 wissenschaftliche Arbeiten von Studenten, Hochschullehrern und anderen Akademikern als eBook und gedrucktes Buch. Die Verlagswebsite www.grin.com ist die ideale Plattform zur Veröffentlichung von Hausarbeiten, Abschlussarbeiten, wissenschaftlichen Aufsätzen, Dissertationen und Fachbüchern.

Besuchen Sie uns im Internet:

http://www.grin.com/

http://www.facebook.com/grincom

http://www.twitter.com/grin_com

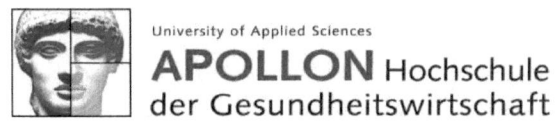

Bedeutung der Patientencompliance am Beispiel erwachsener Diabetes mellitus Typ II Erkrankter

Hausarbeit

Oelde, 06.06.2012

Erstellt von:
Michaela Schulz

Inhaltsverzeichnis

I Abkürzungsverzeichnis 3
II Abbildungsverzeichnis 4
III Tabellenverzeichnis 5
1 Einleitung 6
2 Theoretischer Hintergrund 8

    2.1 Compliance und Non-Compliance 8

        2.1.1 Formen der Compliance und Non-Compliance 8

        2.1.2 Methoden zur Messbarkeit der Compliance 10

        2.1.3 Determinanten der Compliance 11

        2.1.4 Auswirkungen mangelnder Compliance 11

    2.2 Diabetes mellitus Typ II 12

        2.2.1 Krankheitsbild und Folgeerkrankungen 12

        2.2.2 Epidemiologie und gesundheitsökonomische Bedeutung 12

        2.2.3 Therapiemöglichkeiten 13

3 Methodisches Vorgehen 14
4 Compliance bei Diabetes mellitus Typ II..14

    4.1 Ausmaß der Compliance bzw. Non-Compliance bei Diabetes mellitus 14

    4.2 Determinanten der Compliance bei Diabetes mellitus 16

    4.3 Möglichkeiten zur Verbesserung der Compliance bei erwachsenen Diabetes mellitus Erkrankten..22

5 Kritische Reflexion der Ergebnisse 24
6 Zusammenfassung 25
7 Literatur-/Quellennachweis 27
8 Ehrenwörtliche Erklärung 33

I Abkürzungsverzeichnis

ca. = circa

DDG = Deutsche Diabetes Gesellschaft

DMP = Disease-Management-Programm

GEMACS = Gesellschaft für Management Administration Consulting Service

ELSID-Studie = Evaluation of a Large Scale Implementation of Disease Management Programmes – Diabetes mellitus

et al. = et alii

ggf. = gegebenenfalls

KoDim-Studie = Kosten des Diabetes mellitus – Studie

NVL = Nationale VersorgungsLeitlinien

PIA = Patienteninformation in der Allgemeinmedizin

S. = Seite

S3-Leitlinien = Leitlinie mit allen Elementen systematischer Entwicklung

usw. = und so weiter

vgl. = vergleiche

z. B. = zum Beispiel

II Abbildungsverzeichnis

Abbildung 1 8

Abbildung 2..9

Abbildung 3 9

Abbildung 4 10

Abbildung 5 15

Abbildung 6 16

III Tabellenverzeichnis

Tabelle 1 ……………………………………………………………...16

Tabelle 2 ……………………………………………………………...21

1. Einleitung

Diabetes mellitus[1] ist eine weltweit verbreitete Stoffwechselerkrankung (vgl. Heidemann; et al. 2011, S. 1). Wird die Bedeutung des Diabetes mellitus von Patienten unterschätzt oder fehlbehandelt, können gefährliche Folgeerkrankungen wie das diabetische Fußsyndrom verursacht werden (vgl. Hien; Böhm 2010, S. 2).

Die Prävalenz[2] aller Formen des Diabetes mellitus liegt bei ca. sechs Millionen Erwachsenen in Deutschland. Von denen leiden 80 % - 90 % unter dem Typ II Diabetes mellitus (vgl. Heidemann; et al. 2011, S. 1). Die Prävalenz der Begleiterkrankungen und der Komplikationen bei Diabetes mellitus liegt bei rund 66 % aller Erkrankten (vgl. Köster; et al. 2005, S. 5 f.). Aufgrund der Häufigkeit des Diabetes mellitus Typ II konzentriert sich die Hausarbeit auf diese Diabetesform.

Der Diabetes mellitus zieht oft Langzeitkomplikationen, wie z.B. verminderte Erwerbstätigkeit und zusätzliche medizinische Kosten mit sozioökonomischer Bedeutung nach sich (vgl. Heidemann; et al. 2011, S. 1) und hat eine generelle finanzielle Belastung für das ganze Gesundheitssystem zur Folge (vgl. Schauder; et al. 2006, S. 3).

Die „Kosten der Diabetes mellitus - Studie" (KoDiM-Studie) sagt aus, dass sich jährlich die direkten Kosten auf rund 15 Milliarden Euro und die indirekten Kosten auf rund 8 Milliarden Euro belaufen. Die direkten Kosten resultieren aus zusätzlichen Behandlungen und Medikamenten. Die indirekten Kosten werden durch krankheitsbedingte Arbeitsausfälle ausgelöst (vgl. v. d. Schulenburg; et al. 2005, S. 11). Aufgrund der Folgeerkrankungen und Komplikationen bei Diabetes mellitus entstehen Kosten von rund 10 Milliarden Euro (vgl. Köster; et al. 2005, S. 5 f.).

Diese Zahlen verdeutlichen, dass die Gruppe der an Diabetes mellitus Typ II Erkrankten einen großen Faktor der Kosten in unserem Gesundheitssystem darstellt. Es ist von zentraler Bedeutung den Diabetes mellitus Typ II frühzeitig zu erkennen und zu behandeln, um Folgekrankheiten zu verhindern und Folgeschäden vorzubeugen.

Im Bezug auf den Erfolg der Behandlung des Diabetes mellitus ist die Patientencompliance[3], also die Bereitschaft der Patienten zur eigenen Mitarbeit und zum gemeinsamen Agieren mit dem Arzt (vgl. Rinninger; Stadl 2004, S. 417), ein wichtiger

---

[1] Zuckerkrankheit

[2] Krankheitshäufigkeit

[3] Therapietreue/In der Hausarbeit wird in der Regel der Begriff Patientencompliance als Compliance geschrieben, falls nicht anders beschrieben, wird die Compliance der Patienten (nicht der Ärzte) darunter verstanden.

Aspekt. Eine Non-Compliance[4] hat direkte Auswirkungen auf den Therapieerfolg, aber auch auf die zunehmend angespannte Kostensituation des gesamten Gesundheitssystems. Die jährlichen direkten und indirekten Kosten als Folge des Non-Compliance-Verhalten werden zusätzlich zu den oben genannten Kosten auf ca. zehn Milliarden Euro geschätzt (vgl. Kehl 2009, S. 2).

Aus gesundheitspolitischer Sicht hat die Non-Compliance eine hohe Public-Health[5]-Relevanz. Es besteht ein Mangel an Studien, die Aussagen darüber treffen, wie sich äußere Faktoren (z. B. das Alter) auf das Compliance-Verhalten auswirken und welche Faktoren zu einer Non-Compliance führen. Auch müssen noch weitere Maßnahmen entwickelt werden, um die Non-Compliance einzudämmen (vgl. Loss; et al. 2010, S. 17 ff.). Nach Volmer & Kielhorn zeigen an Diabetes mellitus Erkrankte ein hohes Maß an Non-Compliance-Verhalten. Ca. 40 % - 50 % der Diabetes mellitus Patienten nehmen z.b. die Tabletten nicht nach Verordnungsplan ein (vgl. Volmer; Kielhorn 1998, S. 45 ff.).

Studien, wie z.B. die explorative Zusammenhangsanalyse von Arnold im Jahre 2005, belegen die Wichtigkeit der Compliance in Bezug auf den Diabetes mellitus. Die Studie besagt, dass Patienten, die internal motiviert sind, complianter sind, als external motivierte Patienten. Die Langzeitcompliance wird durch eine vertraute Arzt-Patienten-Beziehung positiv beeinflusst, da sich der Patient als gleichwertiger Partner fühlt (vgl. Arnold 2005, S. 109 ff.).

Ziel der Hausarbeit ist es, die Compliance an Diabetes mellitus Typ II erkrankten Erwachsenen zu untersuchen, ihre Bedeutung aufzuzeigen und Möglichkeiten zur Steigerung der Compliance abzuleiten.

Dabei soll im Rahmen der Hausarbeit folgende konkrete Forschungsfrage beantwortet werden:

Wie kann die Compliance der an Diabetes mellitus Typ II erkrankten Erwachsenen erhöht werden?

---

[4] Mangelnde Therapietreue

[5] Gesundheitswissenschaft

2. Theoretischer Hintergrund

2.1 Compliance und Non-Compliance

Nach der Definition von Volmer und Kielhorn bedeutet Compliance, dass eine Korrelation[6] zwischen dem ärztlichen Rat (z. B. Arzt verordnet spezielle Diätform) und dem Verhalten des Patienten (Patient hält sich an neue Diät) besteht. Voraussetzung dafür ist, die ärztlich gestellte Diagnose ist korrekt und der Rat ist für den Patienten effektiv durchführbar (vgl. Volmer; Kielhorn 1998, S. 46).

Der Begriff Compliance findet keine einheitliche Definition und steht im Wandel (vgl. Schuller 2002, S. 18). Die Entwicklung der Compliance wird in 4 Phasen eingeteilt:

- Direktives Modell = Therapiegehorsam (der Patient befolgt)
- Passives Modell = Therapietreue (der Patient glaubt an die Richtigkeit der ärztlichen Verordnungen und Ratschläge)
- Aktives Modell = Therapiemitarbeit (der Patient arbeitet nach der ärztlichen Verordnung mit)
- Interaktives Modell = Therapiekooperation (Arzt und Patient bringen sich beide ein und tauschen sich aus)

(vgl. Petermann; Warschburger 1997, S. 437)

Non-Compliance bedeutet eine mangelnde Bereitschaft, an der Therapie eines z. B. Diabetes mellitus mitzuwirken (vgl. Petermann 1998, S. 74). Die Non-Compliance ist seit der Antike ein relevantes Thema der Wissenschaft und Forschung (vgl. Warschburger; Lohre 1998, S. 103).

2.1.1 Formen der Compliance und Non-Compliance

Der Stufenplan von Heuer & Heuer ist im Bezug auf den ärztlich verordneten Therapieplan und das tatsächliche Verhaltensmuster des Patienten (Compliance-Grad) in drei Stufen wie hier folgend unterteilt. Darunter werden die einzelnen Stufen erläutert:

Abbildung 1 Stufenplan Heuer & Heuer (eigene Darstellung)

---

[6] Kausale Beziehung zwischen Merkmalen

Compliance: Als compliant wird ein Patient dann bezeichnet, wenn ein Befolgungsgrad von 80 % und mehr zu verzeichnen ist (vgl. Heuer; Heuer 1999a, S. 11). Der Patient hält sich in seinem Verhaltensmuster genau an Therapieabsprachen, wie z. B. die Medikamenteneinnahme (vgl. Schäfer 2011, S. 28).

Partielle-Compliance: Partiell-compliant wird ein Patient genannt, wenn ein Befolgungsgrad von 20 - 80 % vorliegt (vgl. Heuer; Heuer 1999a, S. 11). Das Gesamttherapieverhalten des Patienten weicht deutlich von dem besprochenen Therapieplan ab. Es handelt sich z. B. um ein eigenmächtiges Verändern der verschriebenen Medikationsmenge und des Einnahmezeitpunktes. Diese Patientengruppe kann am ehesten positiv in ihrem Verhalten beeinflusst werden und bildet eine Zwischengruppe zwischen compliant und non-compliant (vgl. Schäfer 2011, S. 28).

Non-Compliance: Als non-compliant wird ein Patient bezeichnet, wenn ein Befolgungsgrad von unter 20 % zu verzeichnen ist (vgl. Sonnenmoser 2002, S. 4). Das Verhaltensmuster weist die schwächste Therapietreue auf und wird noch, wie in der nachfolgenden Abbildung zu sehen, in primäre- und sekundäre Non-Compliance unterteilt (vgl. Schäfer 2011, S. 28).

Primäre-Non-Compliance

- Liegt vor, wenn ein Patient das Rezept nicht einlöst (vgl. Heuer; Heuer 1999a, S. 11), egal ob es einen Grund dafür gibt, das Rezept nicht einzulösen, oder der Patient die Therapie absichtlich verweigert (vgl. Schäfer 2011, S. 28).

Sekundäre-Non-Compliance

- Sagt aus, dass ein Patient das Rezept einlöst, aber bei der Medikamenteneinnahme unter 20 % des Befolgungsgrades liegt (vgl. Heuer; Heuer 1999a, S. 11).

Abbildung 2 Formen der Non-Compliance nach Heuer (eigene Darstellung)

Petermann & Mühlig unterscheiden in der folgenden Abbildung drei Grundformen der Non-Compliance:

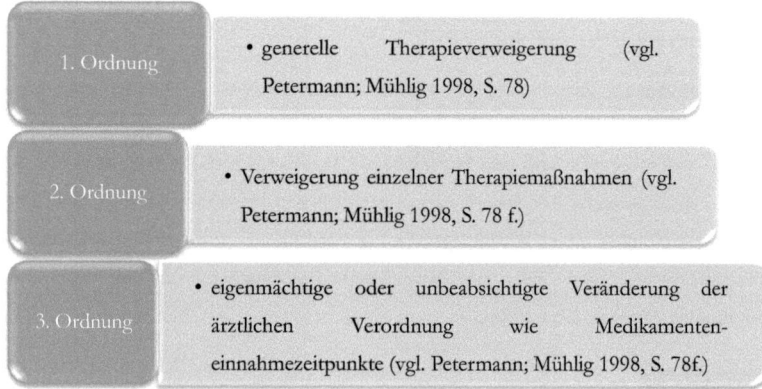

Abbildung 3 Grundformen Non-Compliance (eigene Darstellung)

Eine weitere Differenzierung der Non-Compliance folgt in der kommenden Abbildung:

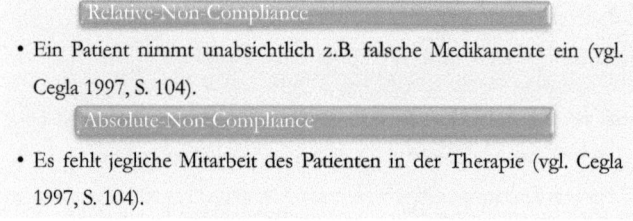

Abbildung 4 Differenzierung Non-Compliance (eigene Darstellung)

2.1.2 Methoden zur Messbarkeit der Compliance

Um die Compliance der Patienten besser beurteilen zu können, gibt es zwei verschiedene Verfahren, um den individuellen Compliance-Grad zu ermitteln:

Direkte Messung = (vgl. Schäfer 2011, S. 33 ff.)

- Befolgungsgrad ermitteln
- Arzneimittelkontrolle (z.B. Beobachtung, Blut und Urinprobe)

Indirekte Messung = (vgl. Schäfer 2011, S. 33 ff.)

- Interviews (Arzt – Patient)
- Einschätzung durch Arzt oder Apotheker
- Arzneimittelkontrolle (z. B. Tabletten zählen)

- Elektronische Verbrauchsmonitore in Verpackung (elektrisch Tabletten zählen)
- Werte bestimmen (z. B. Blutzucker, Blutdruck)
- Patiententagebücher auswerten (z. B. Ernährungs- und Blutzuckerprotokoll)

Welche Methode ausgewählt wird, hängt von der Fragestellung des zu untersuchenden Patientenklientels und der Therapiesituation ab (vgl. Schäfer 2011, S. 36). Ein großes Problem bei den beiden Methoden ist die Eigenüberschätzung der Patienten (vgl. Hasford; et al. 1998, S. 28 f.). Wichtig ist gerade bei Befragungen bezüglich des Ess- und Sportverhaltens, einen richtigen Methodenmix anzuwenden, um ein möglichst effektives Ergebnis zu erzielen (vgl. Schäfer 2011, S. 36).

2.1.3 Determinanten der Compliance

Die Determinanten sind verschiedene äußere Faktoren, die das Compliance-Verhalten beeinflussen können. Die Determinanten lassen sich in fünf verschiedene Bereiche (Merkmale) einteilen:

- Merkmale der Patienten (z. B. Alter)
- Merkmale der Erkrankung (z. B. Art der Erkrankung)
- Merkmale der Art und Organisation der Behandlung (z. B. Art der Behandlung)
- Merkmale der Arzt-Patient-Beziehung (z. B. Vertrauen)
- Merkmale des sozialen Umfeldes (z. B. Unterstützung durch Angehörige)

(vgl. Fittschen 2002, S. 62).

Zwischen den verschiedenen Merkmalen werden Wechselwirkungen vermutet (vgl. Petermann; Mühlig 1998, S. 78). Kommt es nun in einem dieser Bereiche zu Störungen, kann eine Non-Compliance die Folge sein (vgl. Heuer; Heuer 1999, S. 54).

2.1.4 Auswirkungen mangelnder Compliance

Die Metaanalyse[7] von DiMatteo hat unter anderem bezüglich des Themas Compliance analysiert, dass Diabetes mellitus Erkrankte die geringste Compliance aufweisen (vgl. DiMatteo 2004b, S. 200 ff.). Nach der Studie von Arnold wird die Bedeutung der Non-Compliance unterschätzt (vgl. Arnold 2005, S. 11 f.). Mit dem Non-Compliance-Verhalten der Patienten soll schätzungsweise jede vierte Krankenhauseinweisung in direktem oder indirektem Zusammenhang stehen (vgl. Sonnenmoser 2002, S. 14). Die Non-Compliance hat negative Auswirkungen auf die Gesundheit der Patienten (Morbidität und Mortalität)[8],

---

[7] Zusammenfassung von verschiedenen Untersuchungen zu einem Forschungsgebiet

[8] Krankheitshäufigkeit und Sterblichkeitsrate

auf die Gesundheitskosten, sowie auch auf die gesamten volkswirtschaftlichen Kosten. Letztere Aspekte haben eine hohe Public Health Relevanz (vgl. Sonnenmoser 2002, S. 15), da durch die immer knapper werdenden Ressourcen im Gesundheitswesen eine kosteneffektivere Therapie immer mehr an Wichtigkeit zunimmt (vgl. Gräf 2007, S. 13).

2.2 Diabetes mellitus Typ II

Diabetes mellitus ist eine weltweit verbreitete Stoffwechselerkrankung. Er wird in verschiedene Formen wie den Typ I[9], Typ II[10], Schwangerschaftsdiabetes und in Sonderformen des Diabetes mellitus eingeteilt (vgl. Heidemann; et al. 2011, S. 1). In der Hausarbeit findet nur der Diabetes mellitus Typ II Berücksichtigung.

2.2.1 Krankheitsbild und Folgeerkrankungen

Der Diabetes mellitus Typ II wird durch eine Insulinresistenz (z. B. in der Leber oder im Muskel- und Fettgewebe) verbunden mit einem Mangel an Sekreten der ß-Zellen der Bauchspeicheldrüse ausgelöst. Die Folge davon ist Insulinmangel, durch den eine erhöhte Blutzuckerkonzentration entsteht (vgl. Heidemann; et al. 2011, S. 13). Der Typ II Diabetiker hat meistens bei der zufälligen Diagnosestellung keine oder eine geringe Symptomatik. Der Prozess des Diabetes mellitus Typ II ist schleichend. Häufige Symptome sind z.B. Durst, Abgeschlagenheit und psychische Probleme (vgl. Hien; Böhm 2010, S. 1 f.).

Zu den häufigsten und bedeutsamsten diabetesbedingten Folgeerkrankungen zählen die Herz-Kreislauf-Erkrankungen, Nervenschädigungen, Infektionskrankheiten, sowie das diabetische Fußsyndrom (vgl. Hien; Böhm 2010, S. 2).

2.2.2 Epidemiologie und gesundheitsökonomische Bedeutung

Die Anzahl der Diabetes mellitus Erkrankten in Deutschland liegt bei ca. 5.5 Millionen (vgl. Häussler; et al. 2010, S. 1). Die Prävalenz von Diabetes mellitus Typ II Patienten liegt bei ca. 90 % (vgl. Heidemann; et al. 2011, S. 1). Die Anzahl der nicht diagnostizierten Diabetes Erkrankten in Deutschland liegt schätzungsweise, abhängig von den Messverfahren, zwischen 300.000 und 1,6 Millionen Menschen (vgl. Hien; Böhm 2010, S. 5). Die Gesellschaft für Management Administration Consulting Service-Untersuchung (GEMACS) besagt, dass bei Patienten, die kontinuierlich in ärztlicher Behandlung sind, seltener der Diabetes mellitus Typ II übersehen wird (vgl. Hauner; et al. 2008, S. 18 ff.).

---

[9] Es handelt sich um eine Autoimmunerkrankung bei der die Zellen zerstört werden. Auslöser sind genetische und Umweltfaktoren.

[10] Altersdiabetes

Die Inzidenz (Anzahl der Neuerkrankungen im Jahr) ist trotz vorliegender Studien nicht genau zu klären. Bedingt durch den demografischen Wandel steigt die Anzahl der älteren Menschen in der Bevölkerung, bei denen ein Diabetes mellitus Typ II immer wahrscheinlicher wird (vgl. Hien; Böhm 2010, S. 5).

Die gesamten jährlichen Gesundheitsausgaben 2010 in Deutschland belaufen sich auf 287.000 Milliarden Euro. Die Präventionskosten davon betragen rund 10.300 Milliarden Euro (vgl. Statistisches Bundesamt 2012, S. 13). Die jährlichen Krankheitskosten speziell für den Diabetes mellitus sind von 2006 auf 2008 steigend und belaufen sich auf rund 6.400 Milliarden Euro (vgl. Statistisches Bundesamt 2010, S. 36). Wie in der Einleitung beschrieben, liegen die direkten Kosten, die indirekten Kosten und die Kosten der Folgebehandlungen nach der KoDiM – Studie in Milliardenhöhe. Die gesundheitsökonomische Bedeutung des Diabetes mellitus liegt darin, dass sich die Bundesrepublik Deutschland in einer finanziellen Krise befindet, die alleine durch Gesundheitsreformen nicht nachhaltig entlastet werden kann. Es muss nach Lösungen gesucht werden, wie derartigen chronischen Erkrankungen effektiver behandelt oder vermieden werden können (vgl. Schauder; et al. 2006, S. 3).

2.2.3 Therapiemöglichkeiten

Nach den Leitlinien der Deutschen Diabetes Gesellschaft (DDG) steht die Basistherapie beim Diabetes mellitus Typ II an erster Stelle. Die Basistherapie besteht aus einer Schulung, Ernährungs- und Bewegungstherapie und der Kontrolle des HbA_{1c} – Wertes[11]. Sind die HbA_{1c} – Werte unter der Basistherapie erhöht, wird mit einer medikamentösen Therapie in Tablettenform (Antidiabetika) begonnen. Bei Therapieversagen wird als nächster Schritt eine Kombination aus Insulinspritzen und oralem[12] Antidiabetikum gewählt. Bei einem Diabetes mellitus Typ II muss ein kontinuierliches Screening auf Folgeerkrankungen (diabetischer Fuß, Herz- und Gefäßerkrankungen, Fettstoffwechselstörungen, Erblindung etc.) durchgeführt werden (vgl. Hien; Böhm 2010, S. 232 f.) (vgl. Matthaei; et al. 2011, S. 136). Wichtig für die Versorgung von Diabetes mellitus Erkrankten ist die primäre Versorgung durch einen Hausarzt und die sekundäre Versorgung durch einen Facharzt, der durch die DDG nach dem Stufenmodell von 2004 anerkannt wurde. Das Stufenmodell teilt sich in 3 Stufen. Die Basisanerkennung, die erweiterte Anerkennung mit diabetesspezifischem Qualitätsmanagement und das Klinische

---

[11] HbA_{1c} = an diesem Wert kann die Qualität des Blutzuckerwertes der letzten zwei Monate beurteilt werden.

[12] Durch den Mund

Diabeteszentrum. Der Hausarzt muss sich für eine Basisanerkennung speziell für einen Diabetestyp wie den Diabetes mellitus Typ 2 zertifizieren (vgl. Deutsche Diabetes Gesellschaft 2012, S. 1). Ein weiterer wichtiger Baustein ist die Teilnahme der Patienten am Disease-Management-Programm[13] (DMP) speziell für Diabetiker, um die Qualität der Diabetes-Behandlung zu gewährleisten. Nach den Ergebnissen der ELSID-Studie[14] sorgt das DMP für eine verbesserte Kompetenz, Selbstmanagement und Eigenmotivation (vgl. Szecsenyi 2009, S. 34 ff.). Die Entscheidungen in der Versorgung von Diabetes mellitus werden durch die 17 evidenzbasierten[15] S3-Leitlinien[16] der DDG und die Nationalen VersorgungsLeitlinien (NVL) untermauert. Eine große Anzahl von Verbänden und Selbsthilfegruppen unterstützen ebenfalls eine optimale Diabetes mellitus Therapie (vgl. Häussler; et al. 2010, S. 18).

3. Methodisches Vorgehen

In der Hausarbeit wird die aktuelle wissenschaftliche Literatur betrachtet, um ein umfassendes Bild über die Auswirkung der Compliance im Bezug auf den Diabetes mellitus Typ II bei Erwachsenen zu erhalten. Die ausgewählte Literatur wird zusammengefasst und inhaltlich miteinander verglichen, um festzustellen, wie die Compliance der an Diabetes mellitus Typ II erkrankten Erwachsenen positiv beeinflusst werden kann. Für die Literaturrecherche wurden überwiegend Universitätsbibliotheken (Münster/Bielefeld), Fernbibliothek Subito, Deutsches Institut für Medizinische Dokumentation und Information DIMDI, Thieme eJournals, SpringerLink und das WWW genutzt. Zum Abschluss der Hausarbeit soll eine Handlungsempfehlung erstellt werden, wie die an Diabetes mellitus Typ II erkrankten Erwachsenen selber, der Arzt oder das soziale Umfeld die Compliance positiv beeinflussen können.

4 Compliance bei Diabetes mellitus Typ II

4.1 Ausmaß der Compliance bzw. Non-Compliance bei Diabetes mellitus

Die Kosten, die durch Non-Compliance entstehen, machen ca. 10 % der gesamten Ausgaben im Gesundheitswesen aus. Der Compliance wird bei der Langzeitbehandlung chronisch Kranker eine hohe Bedeutung zugemessen, da erst gar keine Kosten durch non-compliantes Patientenverhalten entstehen. So stellt die Verbesserung der Compliance eine gute Grundlage dar, um Kosten im Gesundheitswesen zu senken (vgl. Petermann 2004, S.

---

[13] Maßnahme zur Qualitätssicherung (evidenzbasierte Leitlinien, Patientenschulungen, Informationssysteme)

[14] Evaluation of a Large Scale Implementation of Disease Management Programmes – Diabetes mellitus

[15] Empirisch zusammengetragene, bewertete wissenschaftliche Erkenntnisse

[16] Leitlinie mit allen Elementen systematischer Entwicklung

30). Das Ausmaß der Non-Compliance ist nur schwer zu analysieren, da die Angaben je nach Messmethode und Krankheitsgruppe stark schwanken (vgl. Petermann 2004, S. 30).

In Deutschland gibt es nur wenige Studien, die sich mit der Compliance-Rate der Diabetes mellitus Typ II Erkrankten und gleichzeitig mit mehreren Schwerpunkten (Arzneimitteleinnahme, Blutzuckermessung, Ernährungsempfehlungen etc.) auseinandersetzen (vgl. Arnold 2005, S. 40).

Volmer und Kielhorn besagen, dass 40 % - 50 % der Diabetes mellitus Erkrankten (alle Formen) non-compliant sind (vgl. Volmer; Kielhorn 1998, S. 45 ff.).

Nach der Studie von Arnold schwankt die Compliance-Rate bei Diabetes mellitus Typ II Erkrankten, da sich die Befragungen auf unterschiedliche Schwerpunkte bezogen haben. Rund 20 % - 30 % der Diabetes mellitus Typ II Erkrankten waren hier non-compliant (vgl. Arnold 2005, S. 40).

Die Dunkelziffer des Diabetes mellitus ist nicht zu unterschätzen. Eine Untersuchung in der Region Augsburg im Jahre 2000 zeigte, dass 8,2 % der 55- bis 74-Jährigen gemessenen Probanden unter einem unerkannten Diabetes mellitus litten (vgl. Rosenbauer; et al. 2007, S. 129).

Petermann besagt, dass bei vermehrten Symptomen, langer Therapiedauer, erhöhter Anzahl der Medikamente und vermehrter unerwünschter Nebenwirkungen die Compliance abnimmt. Bei persönlicher ärztlicher Behandlung, einer vereinfachten Behandlung und bei deutlichem positiven Effekt der Behandlung steigt die Compliance (vgl. Petermann 2004, S. 30).

Das tatsächliche Ausmaß der Non-Compliance wird deutlich, wenn, wie im theoretischen Teil im Punkt 2.2.2 beschrieben, die Anzahl der Diabetes mellitus Erkrankten sowie die Gesundheitskosten für den Diabetes mellitus Typ II und die Folgekosten mit einbezogen werden.

Die einzelnen Kosten der Non-Compliance entstehen aus: (vgl. Petermann 2004, S. 30)

- Unnötigen Krankenhausaufenthalten
- Vermeidbaren Pflegeleistungen
- Notfalleinweisungen
- Vermehrten direkten und indirekten Kosten

Diese genannten Kosten entstehen durch das non-compliante Verhalten der Patienten oder durch unzureichende Betreuungsqualität des Arztes (vgl. Petermann 2004, S. 30).

4.2 Determinanten der Compliance bei Diabetes mellitus

Für ein besseres Verständnis der Non-Compliance werden die einzelnen Phasen, die ein Mensch im Rahmen des Krankheitsprozesses durchläuft (vgl. Schuller 2001, S. 121), in der folgenden Abbildung dargestellt:

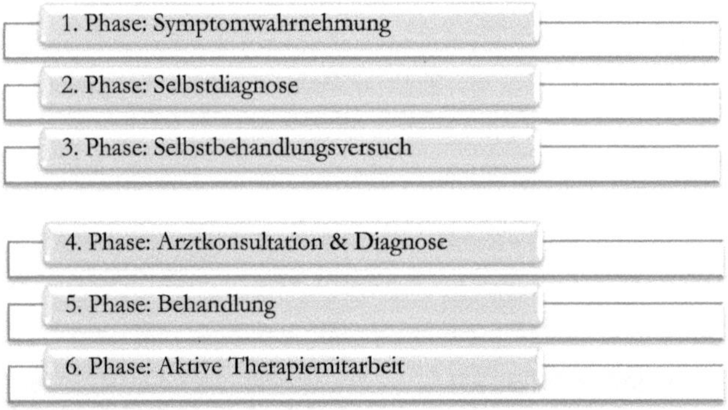

- 1. Phase: Symptomwahrnehmung
- 2. Phase: Selbstdiagnose
- 3. Phase: Selbstbehandlungsversuch
- 4. Phase: Arztkonsultation & Diagnose
- 5. Phase: Behandlung
- 6. Phase: Aktive Therapiemitarbeit

Abbildung 5 Phasen des Krankheitsprozesses (eigene Darstellung)

Entwickelt der Patient in den einzelnen Phasen der Auseinandersetzung Erwartungen, die nicht erfüllt werden, kann sich das negativ auf das Gesundheitsverhalten des Patienten auswirken und den Grundstein für eine Non-Compliance-Entwicklung legen (vgl. Scherenberg 2003, S. 9).

Des Weiteren wird das Compliance-Verhalten von ca. weiteren 200 Faktoren (Determinanten) beeinflusst. In der Literatur gibt es dazu verschiedenste Ansätze (vgl. Meichenbaum; Turk 1994, S. 32). Nach Fittschen können fünf Determinanten mit verschiedenen Faktoren das Compliance-Verhalten von Diabetes mellitus Typ II Erkrankten beeinflussen (vgl. Fittschen 2002, S. 62). Zwischen den verschiedenen Merkmalen werden Wechselwirkungen vermutet (vgl. Petermann; Mühlig 1998, S. 78). Kommt es nun in einem dieser Bereiche zu Störungen, kann eine Non-Compliance die Folge sein (vgl. Heuer; Heuer 1999b, S. 54).

Fördernde Merkmale der Non-Compliance werden in der folgenden Abbildung dargestellt und in der darauf folgenden Tabelle passend zu den Farben näher erläutert:

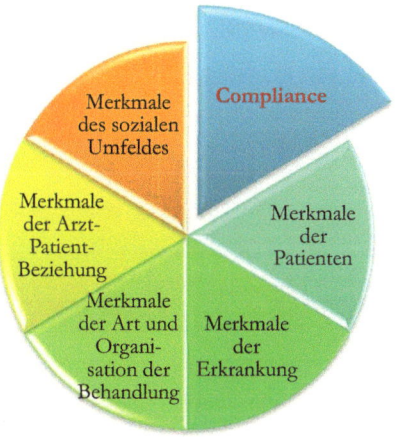

Abbildung 6 Non-Compliance fördernde Merkmale (eigene Darstellung) (vgl. Fittschen 2002, S. 62)

Merkmale der Patienten: (vgl. Arnold 2005, S. 14)

Merkmale der Patienten	Merkmale der Erkrankung
<ul><li>Soziodemographische Merkmale</li><li>Fähigkeit und Wissen</li><li>Gesundheitsverhalten</li><li>Kontrollüberzeugung</li><li>Eigeneinschätzung</li></ul>	<ul><li>Erkrankungsart</li><li>Erkrankungsdauer</li><li>Krankheitseinschätzung</li><li>Schwere und Belastung</li></ul>
Merkmale der Art und Organisation der Behandlung	Merkmale der Arzt-Patient-Beziehung
<ul><li>Behandlungsart</li><li>Zufriedenheit</li><li>Nebenwirkungen</li><li>Betreuung durch Fachpersonal</li></ul>	<ul><li>Vertrauen/Zufriedenheit</li><li>Beziehung</li><li>Kontinuität</li><li>Kommunikationsweise</li></ul>
Merkmale des sozialen Umfeldes	

- Unterstützung
- Familienanamnese

Tabelle 1 Einflussfaktoren Compliance/Non-Compliance (eigene Darstellung)

Zu den einzelnen Merkmalen wird die Wichtigkeit der Compliance anhand von Beispielen erläutert.

Merkmale des Patienten

Soziodemographisches Merkmal: Im Hinblick auf das Alter konnte durch Studien belegt werden, dass jüngere Patienten beim Sportverhalten complianter waren als ältere Patienten (vgl. Nelson; et al. 2002, S. 311 ff.). In der Metaanalyse von Buhk & Lotz-Rambaldi im Jahr 2001 wurde weiterhin untersucht, inwieweit das Alter den Erfolg von Patientenschulungen beeinflusst. Allgemein können Patientenschulungen einen positiven Einfluss auf die Kompetenz und Compliance des Patienten nehmen, doch mit zunehmendem Alter wird der Lerneffekt weniger (vgl. Buhk; Lotz-Rambaldi 2001, S. 5 ff.).

Der Bildungsstand und die Zugehörigkeit zu einer schwächeren sozialen Schicht weisen laut der Studie von Arnold nur in einzelnen Verhaltenskomponenten einen Zusammenhang zwischen Compliance und Verhalten auf. Patienten mit einem niedrigeren Schulabschluss treiben hier weniger Sport, überprüfen das Gewicht seltener und führen weniger ein Diabetestagebuch, um das Essverhalten besser zu analysieren (vgl. Arnold 2005, S. 93 f.).

Bezogen auf das Gesundheitsverhalten ist hier beispielhaft das Health-Belief-Modell[17] zu nennen. Ob ein Patient sich compliant verhält, hängt danach vom persönlichen Health Belief ab. Das Health Belief wird aus den persönlichen Einschätzungen abgeleitet (vgl. Becker; et al. 1982, S. 97):

1. Krankheitsanfälligkeit, Verletzlichkeit und Verwundbarkeit

2. Schweregrad und Folgen der Erkrankung

3. Wirksamkeit der Therapie

4. Hindernisse (finanziell, physisch, psychisch) bei indiziertem[18] Verhalten

---

[17] Modell der gesundheitlichen Überzeugung
[18] Angebracht medizinisches Verhalten

Um das Gesundheitsverhalten positiv zu beeinflussen, muss es nach dem Modell einen Auslöser geben, z.B. das Bemerken von Symptomen oder extremen Messwerten (vgl. Becker; et al. 1982, S. 97).

Des Weiteren fließen folgende Punkte mit in das Modell ein:

5. allgemeine Gesundheitsmotivation

6. Rückfallrisiko für frühere Erkrankungen

7. Vertrauen in die Kompetenz des Arztes und die medizinische Behandlung

8. Arzt-Patienten-Beziehung

Das Modell setzt auf Motivation. Das Compliance-Verhalten ist zu steigern, indem Patienten ihre Erkrankung als Bedrohung wahrnehmen und erkennen, dass eine Verbesserung eintritt, wenn sie das Gesundheitsverhalten verbessern und komplianter werden (vgl. Becker; et al. 1982, S. 97).

Die Wirkung von Motivation und Compliance im Gesundheitsverhalten zeigt die Studie von Arnold. Die explorative Zusammenhangsanalyse von Arnold im Jahre 2005 besagt, dass internal motivierte Patienten komplianter sind, als external motivierten Patienten. Zudem steigt die Langzeitcompliance, wenn eine gute Arzt-Patient-Beziehung besteht (vgl. Arnold 2005, S. 100 ff.).

Merkmale der Erkrankung

Schwere und Belastung: In der Studie von Arnold im Jahr 2005 wird deutlich, dass erst bei schweren Folgeerkrankungen, wie ein z. B. einem Herzinfarkt oder Schlaganfall, ein Zusammenhang zur Compliance erkennbar wird. Diese Patienten hatten häufiger einen Diätplan, kontrollierten das Gewicht besser und ließen Fußkontrollen durchführen. Die Untersuchung ergab auch, dass Patienten mit mindestens einmalig im Monat auftretender Unterzuckerung öfter einen Diätplan hatten, häufiger den Blutzucker kontrollierten, aber auch aus Angst vor weiteren Unterzuckerungen weniger Sport trieben (vgl. Arnold 2005, S. 95 ff.).

Merkmale der Art und Organisation der Behandlung

Zufriedenheit: Die Studie von Arnold im Jahre 2005 erkennt einen positiven Zusammenhang zwischen der Zufriedenheit mit der Behandlung und dem komplianten Verhalten der Patienten (vgl. Arnold 2005, S. 101). Zum selben Ergebnis kommt die Kausalanalyse im Jahr 2004 von Dellande, Gilly und Graham im Bezug auf die Gewichtskontrolle. Sie haben herausgefunden, dass die positiv empfundene Servicequalität des Arztes einen guten Einfluss auf die Therapiemotivation, die Compliance und die Zufriedenheit mit der Therapie hat (vgl. Dellande; et al. 2004, S. 78 ff.) und die Patienten besser auf ihr Gewicht achten.

Behandlungsart: Patienten, die sich einer Behandlung bei Spezialisten unterziehen, weisen bei Diätverhalten und Fußkontrollen eine höhere Compliance auf (vgl. Arnold 2005, S. 100). Garay-Sevilla et al. kommen zu einem ähnlichen Ergebnis. Die Patienten weisen hier, begleitet durch Facharztkontrolle, eine höhere Compliance bei der Einhaltung des Diätplans und der Medikamenteneinnahme auf (vgl. Garay-Sevilla; et al. 1998, S. 239 ff.).

Eine signifikante kurz- und langfristige Verbesserung der Patientencompliance durch Patientenschulungen in den Bereichen Diät und Blutzuckermessung wurde in der Studie von Arnold im Jahre 2005 festgestellt. Der Bereich Sport hat nur eine geringe positive Tendenz zu verzeichnen. Die Fußkontrolle konnte keine Steigerung aufzeigen (vgl. Arnold 2005, S. 102 ff.). Patientenschulungen haben auch hier eine positive Auswirkung auf die Patientencompliance, wie schon bei den soziodemographischen Merkmalen beschrieben.

Merkmale der Arzt-Patient-Beziehung

Kommunikationsweise: Als Beispiel sei hier das Shared Decision Making[19] genannt. Es ist eine Form der Arzt-Patient-Kommunikation. Ziel ist es, den Patienten nach Wunsch in die Therapieentscheidung mit einzubeziehen. Auf partnerschaftlicher Ebene erfolgt die Arzt-Patient-Kommunikation über die Behandlungsart, bis zur Entscheidung.

In diesem Modell werden bis zum Ergebnis drei Bereiche durchlaufen: Informationsfluss, Abwägung und Entscheidung (vgl. Klemperer; et al. 2005, S. 6). Shared Decision Making hat in den letzten Jahren ein hohes Maß an Aufmerksamkeit gewonnen (vgl. Klemperer 2005, S. 75). 2001 hat das Bundesministerium für Gesundheit und soziale Sicherung im Rahmen der Partizipativen Entscheidungsfindung 10 Projekte gefördert (vgl. Klemperer 2005, S. 76).

Die Untersuchung von Coulter et al. im Jahre 1999 befasste sich mit der Frage, ob sich Patienten an der Informationssammlung beteiligen wollen und welche Fragen die Patienten üblicherweise stellen. Das Ergebnis der Studie zeigt, dass Patienten, die nicht akut oder lebensbedrohlich erkrankt sind, umfassende und konkrete Informationen bezüglich Ihrer Erkrankung wünschen (vgl. Coulter; et al. 1999, S. 318 ff.). Beiträge im Online Ärzteblatt (aerzteblatt.de) zeigen, dass kontrovers über das Thema diskutiert wird. In dem Beitrag vom 26.Oktober 2011 sprechen sich Experten der Kassenärztlichen Bundesvereinigung für

---

[19] Partizipative Entscheidungsfindung

mehr Patientenbeteiligung aus (vgl. aerzteblatt.de 2011, S. 1). Das Netzwerk Deutsche Evidenzbasierte Medizin fordert in einem Beitrag vom 14. März 2012 eine Informationsquelle für Patienten, die unabhängig, wissenschaftlich fundiert und verständlich geschrieben ist (vgl. aerzteblatt.de 2012, S. 1).

Die Diskussion auf wissenschaftlicher und gesundheitspolitischer Ebene, ob Patienten in die Therapieentscheidungen mit eingebunden werden sollen und ob sie bereit dafür sind, wurde in der Patienteninformation in der Allgemeinmedizin-Studie (PIA-Studie) von Isfort et al. untersucht (vgl. Isfort; et al. 2002, S. 1). Das Ergebnis der Studie zeigt generelle Bereitschaft für einen partizipativen Entscheidungsprozess. Dabei ist die Altersgruppe zwischen 34 bis 60 Jahren am aufgeschlossensten. Auch die Gruppe der Frauen hat einen größeren Anteil zu verzeichnen. Patienten mit schwereren Erkrankungen lehnen die partizipative Entscheidungsfindung eher ab. Patienten mit höherem Informationsstand über ihre Erkrankung fördern die partizipative Entscheidungsfindung und erhöhen somit die Motivation, weiteres Wissen zu erwerben. Wichtig ist somit nicht nur die Arzt-Patient-Kommunikation, sondern auch die Forderung des Netzwerks Deutsche Evidenzbasierte Medizin nach einer unabhängigen wissenschaftlich fundierten und verständlich geschriebene Informationsquelle für Patienten (vgl. Isfort; et al. 2002, S. 1). Dieses erworbene Wissen ist auch entscheidend in der Diabetes mellitus Typ II Therapie. Um dort eine gute Mitarbeit zu erzielen, sollten die Aspekte des Shared Decision Making unbedingt verfolgt werden.

Merkmale des sozialen Umfeldes

Unterstützung: Die Explorative Zusammenhangsanalyse von Williams & Bond im Jahre 2002 analysiert bezüglich des Diabetes mellitus, dass sozialer Zuspruch zum Patienten nicht unbedingt eine hohe Compliance und Selbstsicherheit mit sich zieht. Eine positive Therapieunterstützung der sozialen Bezugsgruppe kann auch ein Hinderungsgrund für compliantes Verhalten darstellen (vgl. William; Bond 2002, S. 127 ff.). Das soziale Umfeld in Form von Verwandtschaft, Freunden, Nachbarschaft, Arbeit und Freizeit stellt einen wichtigen Einflussfaktor dar (vgl. Laireiter 2002, S. 547). Die soziale Umgebung kann sich sowohl negativ[20] als auch positiv auf das Gesundheitsverhalten auswirken (vgl. Anderson; et al. 2002, S. 635 ff.). Des Weiteren kann sich ein fehlender familiärer Zusammenhalt, ein negativer Umgangston, sowie das Fehlen klarer Kommunikationsformen in der Familie, negativ auf das Compliance-Verhalten auswirken (vgl. Fisher; et al. 1998, S. 599 ff.). Edelstein et al. konnte belegen, dass Diabetiker in konfliktarmen Familien besser die

---

[20] Negativ: z. B. schlechter Einfluss (wenn Freunde Diabetes Patienten animieren viel Alkohol zu trinken)

Blutzucker- und Fettwerte kontrollierten, als Patienten aus Familien mit zahlreichen Konflikten (vgl. Edelstein; Linn 1985, S. 541 ff.). Glasgow et al. fanden heraus, dass bei Diabetikern mit einer verhaltensspezifischen Unterstützung in einem bestimmten Bereich (z.B. körperliche Aktivität) eine verbesserte Vorhersage der Compliance getroffen werden konnte, als bei einer allgemeinen sozialen Unterstützung (vgl. Glasgow; Toobert 1988, S. 377 ff.). DiMatteo fand in einer Metaanalyse heraus, dass eine funktionelle Unterstützung (praktische-, emotionale Unterstützung und der Familienzusammenhalt) eine positivere Auswirkung auf die Compliance hat, als eine strukturelle soziale Unterstützung wie der Familienstand und/oder die Form des Zusammenlebens (vgl. DiMatteo 2004a, S. 207 ff.).

4.3 Möglichkeiten zur Verbesserung der Compliance bei erwachsenen Diabetes mellitus Erkrankten

Um die Compliance der erwachsenen Diabetes mellitus Typ II Erkrankten dauerhaft positiv zu stärken, müssen alle Instanzen (Arzt/Umfeld[21]/Patient selbst) an einem Strang ziehen. Um das Vorgehen zu vereinfachen, soll die folgende Handlungsempfehlung in übersichtlicher Tabellenform helfen:

Handlungsempfehlung	Nutzen der Empfehlung
Messung des Compliance-Grades durch einen Mix aus indirekter und direkter Messung	Bessere Einschätzung des Compliance-Grades zur Einleitung der Maßnahmen bei Erkrankung und Prävention
Internale Motivation fördern	Erwiesene Verbesserung der Compliance
Erkrankung und Wichtigkeit der Mitarbeit patientengerecht erklären	Verschlechterung und Folgeschäden minimieren
Arzneimittel genau erklären (Häufigkeit, Indikation, Anwendungsform, Neben- und Wechselwirkungen und Wirkungseintritt)	Unsicherheit, Unzufriedenheit, Anwendungsfehler vermeiden
Individuelle patientengerechte Therapie nach Leitlinien der DDG	Bestmögliche Therapie für jeden Patienten anstreben
Infomaterial zu Verbänden und Selbsthilfegruppen erläutern	Selbsthilfe und Patientenkompetenz steigern

---

[21] Schule/Vereine/Arbeitgeber/Selbsthilfegruppen

Vereinfachte (nur nötige Medikamente) und persönliche Behandlung	Fördert compliantes Verhalten
Keine falsch positiven Erwartungen wecken oder unterstützen/realistische Ziele setzen	Keine Förderung der Non-Compliance und Patientenenttäuschung
Alter bei der Therapie (z. B. Schulungen) berücksichtigen	Bis ins hohe Alter compliant sein
Persönlich Health Belief stärken	Bedeutung und den Ernst der Lage verständlich machen, um Eigenmotivation des Patienten zu fördern
Im Vorfeld die Folgeerkrankungen mit ihren Risiken patientengerecht erläutern	Stärkung der Compliance
Behandlungszufriedenheit evaluieren und ggf. entgegenwirken	Vertrauen des Patienten zum Behandler/zur Behandlung stärken, um Compliance zu erhalten
Spezialisten mit in die Therapie integrieren	Therapie nach neusten Erkenntnissen gestalten, damit Patient motiviert und compliant bleibt
Individuelle patientengerechte Schulungen ermöglichen	Analyse von Stärken und Schwächen des Patienten
Förderung der Arzt-Patient-Kommunikation nach dem z.B. Shared Decision Making Modell	Patientenvertrauen und Compliance durch gemeinsame Therapieerörterung festigen
Patientengerechte, evidenzbasierte Informationsquellen weiterleiten	Compliance-Bestärkung durch genaues Informieren des Patienten über seine Krankheit
Stärkung des positiv gestimmten sozialen Umfeldes bezogen auf das Gesundheitsverhalten (z. B. in Bezug auf Sport/Alkohol)	Compliance wird positiv gestärkt
Stärkung der positiv klaren Kommunikationsform (z. B. eine Familientherapie mit Schwerpunkt	Positiven Einfluss auf das Compliance-Verhalten

Kommunikation fördern)	
Stärkung der funktionellen Unterstützung (praktische-, emotionale Unterstützung und Familienzusammenhalt) / z. B. eine Familientherapie	Positive Auswirkung auf das Compliance-Verhalten
Regelmäßige Arztbesuche	Defizite und Compliance-Rate können besser eingeschätzt werden
Förderung der DMP	Verbesserung der Kompetenz, Selbstmanagement, Eigenmotivation
Kooperationsstellen und Anlaufstellen (Schule[22]/Arbeitgeber/Vereine/Selbsthilfegruppe etc.) fördern/empfehlen	Verbessert oder ermöglicht Einhaltung des Sportverhaltens, Gewichtskontrolle, Diättagebuch etc.
Facharztbesuche fördern/empfehlen	Steigert Vertrauen in Therapie und Compliance

Tabelle 2 Handlungsempfehlung (eigene Darstellung)

5 Kritische Reflexion der Ergebnisse

Das Thema Compliance stammt aus der Antike und ist bis heute ein zunehmend aktuelles Thema. Was sich in der Recherche als problematisch dargestellt hat, ist, dass die aktuelle Literatur und neue Studien überwiegend auf älterer Literatur basieren. Ein weiteres Problem besteht zurzeit darin, dass es nur wenige Studien gibt, die Aussage darüber treffen, wie sich die verschiedenen erörterten Faktoren (z. B. das Alter) auf das Compliance-Verhalten auswirken und zu einer Non-Compliance führen.

Mit der abgeleiteten Handlungsempfehlung ist ein wichtiger Grundstein gelegt worden, auf dem weiter aufgebaut werden kann. Der Gesetzgeber und die Gesetzliche Krankenversicherung haben durch die Einführung der DMP schon einen Schritt in die Richtung getan. Den gravierenden Zahlen zufolge bedarf dieses Thema (Folgen der Non-Compliance) weiter einer größeren Aufmerksamkeit im Rahmen von gesetzlicher Unterstützung, Schulungen, Öffentlichkeitsarbeit und Gesundheitskampagnen.

Das wirkliche Ausmaß der Non-Compliance ist nur schwer zu analysieren, da die Angaben je nach Messmethode und Krankheitsgruppe stark schwanken. Hier müssen einheitliche Richtlinien geschaffen werden, um konkrete Zahlen zu ermitteln, die vergleichbar sind.

---

[22] Bei erwachsenen Schülern/Studenten

Dazu erschwert der demografische Wandel die genaue Einschätzung der Zahlen, denn mit ihm steigt die Anzahl der älteren Bevölkerung und mit ihr die Wahrscheinlichkeit, an einem Diabetes mellitus Typ II zu erkranken (vgl. Herold 2012, S. 700 ff.).

Auch die große Dunkelziffer des Diabetes mellitus mit all seinen Folgen darf nicht außer Acht gelassen werden. Die Problematik liegt hier darin, dass die Patienten nicht compliant sein können, da sie von ihrer Erkrankung nichts wissen. Somit können sie nicht dazu beitragen, dass sich die Krankheit verbessert und Folgeschäden vermieden werden. Die geforderten regelmäßigen Arztbesuche und Programme wie DMP sind ein guter Weg um diese Problematik zu minimieren, da Diabetes Erkrankungen hiermit frühzeitig erkannt werden.

Die Handlungsempfehlung ist somit eine gute Möglichkeit für Institutionen wie Ärzte, Schulen, Vereine, Arbeitgeber, Selbsthilfegruppen usw., sich einen einheitlichen Überblick zu verschaffen, wie die Compliance der erwachsenen Diabetes mellitus Typ II Erkrankten positiv beeinflusst werden kann.

6 Zusammenfassung

Nach den einleitenden Worten, die die Public Health Relevanz des Themas „Bedeutung der Patientencompliance am Beispiel erwachsener Diabetes mellitus Typ II Erkrankter" darstellen, werden im theoretischen Hintergrund die Thematiken Compliance und Diabetes mellitus Typ II beleuchtet. Zunächst werden die einzelnen Formen der Compliance und Non-Compliance und die Methoden zur Messbarkeit erörtert, wobei der Begriff der Compliance nicht einheitlich zu bestimmen ist und die Messmethode individuell gewählt werden sollte. Darauffolgend werden die Determinanten mit der Möglichkeit von Wechselwirkungen vorgestellt, um später die Auswirkungen von mangelnder Compliance zu beschreiben, die direkte und indirekte Folgen für den Patienten selber und für das Gesundheitssystem mit sich ziehen können. Der zweite Teil der Theorie befasste sich mit dem Diabetes mellitus Typ II. Von dem Krankheitsbild über die Folgeerkrankungen bis hin zur Epidemiologie und der gesundheitsökonomischen Bedeutung, welche nach den vorhandenen Zahlen, die unter Punkt 2.2.2 nachzulesen sind, als hoch einzustufen ist. Der theoretische Teil schließt mit der Therapie nach den Leitlinien der Deutschen Diabetes Gesellschaft ab.

Nach der Beschreibung der Vorgehensweise der Hausarbeit wird der Zusammenhang zwischen der Compliance und dem Diabetes mellitus Typ II erörtert. Das Ausmaß der Non-Compliance liegt bei 10 % der gesamten Gesundheitsausgaben, welche allerdings schwer zu analysieren sind, da die Messmethoden und die Krankheitsgruppen stark schwanken. Die Compliance-Rate liegt beim Diabetes mellitus Typ II bei ca. 20 % - 30 %.

Nach Fittschen gibt es fünf Determinanten der Compliance bei Diabetes mellitus mit mehreren Faktoren, die hier beispielhaft aufgeführt werden. Zwischen den Determinanten kann es zu Wechselwirkungen kommen, die zu einer Non-Compliance führen können.

Um Möglichkeiten zur Verbesserung der Compliance bei erwachsenen Diabetes mellitus Typ II Erkrankten darzustellen, wurde eine Handlungsempfehlung aus der Hausarbeit abgeleitet.

Die Forschugsfrage: „Wie kann die Compliance der an Diabetes mellitus Typ II erkrankten Erwachsenen erhöht werden?" ist mit der Hausarbeit und der daraus resultierenden Handlungsempfehlung beantwortet worden. Diese Handlungsempfehlung ist nur ein Grundstein, der gelegt wird, um das bedeutende Thema der Hausarbeit praxistauglich zu gestalten. So haben die Akteure im Gesundheits- und Sozialwesen die Möglichkeit an einem Strang zu ziehen und auch ohne Expertenwissen Hilfestellung zu leisten. Das Thema muss weiter publik gemacht werden, um die Wichtigkeit der Compliance transparenter zu machen. Die Förderung der Compliance der Patienten soll ihre Kompetenz und Gesundheit positiv bestärken und die Kosten im Gesundheitswesen senken.

7 Literatur-/Quellennachweis

aerzteblatt.de (2011): KBV kontrovers: Experten sprechen sich für mehr Patientenbeteiligung aus. Hg. v. Bundesärztekammer (Arbeitsgemeinschaft der deutschen Ärztekammern) und Kassenärztliche Bundesvereinigung. Köln. Online verfügbar unter http://www.aerzteblatt.de/nachrichten/47834, zuletzt aktualisiert am 03.05.12, zuletzt geprüft am 03.05.12.

aerzteblatt.de (2012): Netzwerk kritisiert mangelnde Patientenbeteiligung. Hg. v. Bundesärztekammer (Arbeitsgemeinschaft der deutschen Ärztekammern) und Kassenärztliche Bundesvereinigung. Köln. Online verfügbar unter http://www.aerzteblatt.de/nachrichten/49500, zuletzt aktualisiert am 03.05.12, zuletzt geprüft am 03.05.12.

Anderson, B. J; Vagsness, L.; et al. (2002): Family conflict, adherence, and glycaemic control in youth with short duration Type 1 Diabetes. In: *Diabetic Medicine Journal* 19 (8). Hoboken: WILEY-BLACKWELL, S. 635-642. Online auch verfügbar unter http://onlinelibrary.wiley.com/doi/10.1046/j.1464-5491.2002.00752.x/abstract, zuletzt aktualisiert am 02.06.12., zuletzt geprüft am 02.06.12.

Arnold, N. (2005): Compliance von Diabetikern. Eine Analyse von Einflussfaktoren anhand einer bevölkerungsbasierten Studie. Dissertation. Medizinische Fakultät der Ludwig-Maximilians-Universität zu München, Institut für Gesundheitsökonomie und Management im Gesundheitswesen. München. Online auch verfügbar unter http://edoc.ub.uni-muenchen.de/4972/1/Arnold-Woerner_Nicole.pdf, zuletzt aktualisiert am 16.04.12, zuletzt geprüft am 16.4.12.

Becker, M. H; et al. (1982): Wahrnehmung des Patienten und Compliance: Neuere Untersuchung zum "Health Belief Model". In: Haynes, R. B.; Taylor, D. W.; Sackett, D. L. (Hg.): Compliance Handbuch. München; Oldenburg: Verlag für angewandte Wissenschaften, S. 94-131.

Buhk, H.; Lotz-Rambaldi, W.(2001): Compliance und Patientenschulung bei Diabetes mellitus Typ 2. In: Bundesgesundheitsblatt-Gesundheitsforschung-Gesundheitsschutz, 44 (1). Heidelberg: Springer-Verlag, S. 5-13. Online auch verfügbar unter https://springerlink3.metapress.com/content/14t6tg096fat0tnx/resource-secured/?target=fulltext.pdf&sid=qaefme0xvx1zc4wzzrueglyo&sh=www.springerlink.com , zuletzt aktualisiert am 01.06.12, zuletzt geprüft am 01.06.12.

Cegla, U. H (1997): Compliance: Die Bedeutung des Arzt-Patienten-Verhältnisses. In: Petermann, F. (Hg.): Asthma und Allergie. 2. Aufl. Göttingen: Hogrefe-Verlag für Psychologie, S. 103-114.

Coulter, A.; Entwistle, V.; Gilbert, D. (1999): Sharing descision with patients: is the information good enough? In: *BMJ* (318). London: BMJ Publishing Group Ltd., S. 318-322. Online verfügbar unter http://www.bmj.com/content/318/7179/318.full, zuletzt aktualisiert 02.06.12., zuletzt geprüft am 02.06.12.

Dellande, S.; Gilly, M. C.; Graham, J. L. (2004): Graining Compliance and Losing Weight: The Role of the Service Provider in Health Services. In: *Journal of Marketing* 68 (3). Chicago: American Marketing Association, S. 78-91. Online auch verfügbar unter http://www.journals.marketingpower.com/doi/pdf/10.1509/jmkg.68.3.78.34764, zuletzt aktualisiert am 02.06.12., zuletzt geprüft am 02.06.12.

Deutsche Diabetes Gesellschaft (2012): Basisanerkennung DDG: Formen des Anerkennungsverfahrens. Deutsche Diabetes Gesellschaft. Berlin: Medizinisch-wissenschaftliche Fachgesellschaft. Online verfügbar unter http://www.deutsche-diabetes-gesellschaft.de/zertifizierung/basisanerkennung.html, zuletzt aktualisiert am 31.05.12., zuletzt geprüft am 31.05.12.

DiMatteo, M. R. (2004a): Social support and patient adherence to medical treatment: a meta-analysis. In: *Health Psychology* 23 (2). Washington: American Psychological Association, S. 207-218.

DiMatteo, M. R. (2004b): Variations in Patients' Adherence to Medical Recommendations: A Quantitative Review of 50 Years of Research. In: *Medical Care* 3 (42). Phiadelphia: NIH Public Access Policy, S. 200–2009.

Edelstein, J.; Linn, M. W. (1985): The influence of the family on control of diabetes. In: *Social Science & Medicine* 21 (5). München: Elsevier-Verlag, S. 541-544. Online auch verfügbar unter http://www.sciencedirect.com/science/article/pii/0277953685900383, zuletzt aktualisiert 02.06.12., zuletzt geprüft 02.06.12.

Fisher, L.; Chesla, C.A.; et al. (1998): The family and type 2 diabetes: a framework of intervention. In: *The Diabetes Educator* 24 (5). London: SAGE Journals, S. 599-607. Online auch verfügbar unter http://tde.sagepub.com/content/24/5/599.full.pdf+html, zuletzt aktualisiert am 02.06.12., zuletzt geprüft am 02.06.12.

Fittschen, B. (2002): Compliance. In: Schwarzer, R.; Jerusalem, M.; Weber, H. (Hg.): Gesundheitspsychologie von A bis Z. Göttingen (u.a.): Hogrefe-Verlag für Psychologie, S. 60-64.

Garay-Sevilla, M. E.; Nava, L.E.; et al. (1998): The belief in conventional medicine and adherence to treatment in non-insulin-dependent diabetes mellitus patients. In: *Journal of Diabetes and its Complications* 12 (5). München: Elsevier-Verlag, S. 239-245. Online auch verfügbar unter http://www.sciencedirect.com/science/article/pii/S1056872797000755, zuletzt aktualisiert am 02.06.12., zuletzt geprüft am 02.06.12.

Glasgow, R. E.; Toobert, D. J. (1988): Social environment and regimen adherence among type II diabetic pateinet. In: *Diabetes Care* 11 (5). Alexandria: American Diabetes Assiciation, S. 377-386. Online auch verfügbar unter http://care.diabetesjournals.org/content/11/5/377.full.pdf+html, zuletzt aktualisiert am 02.06.12., zuletzt geprüft am 02.06.12.

Gräf, M. (2007): Die volkswirtschaftlichen Kosten der Non-Compliance. Eine entscheidungsorientierte Analyse. Bayreuth: P.C.O.-Verlag.

Hasford, J.; Behrend, C.; Sangah, O. (1998): Vergleichende Analyse und Bewertung von Methoden zur Erfassung der Compliance. In: Petermann F. (Hg.): Compliance und Selbstmanagement. Göttingen: Hogrefe-Verlag für Psychologie, S. 21-44.

Hauner, H.; et al. (2008): Prevalence of undiagnosed Type-2-diabetes mellitus and impaired fasting glucose in German primary care: data from the German Metabolic and Cardiovascular Risk Project (GEMACS). In: *Endocrinology & Diabetes* 1 (116). Stuttgart: Thieme-Verlag, S. 18-25. Online auch verfügbar unter https://www.thieme-connect.de/ejournals/pdf/eced/doi/10.1055/s-2007-985359.pdf, zuletzt aktualisiert am 02.06.12., zuletzt geprüft am 02.06.12.

Häussler, B.; Klein, S.; Hagenmeyer, E. G. (2010): Weissbuch Diabetes in Deutschland. Bestandsaufnahme und Zukunftsperspektiven ; 20 Tabellen. 2. Aufl. Stuttgart; New York: Thieme-Verlag.

Heidemann, C.; Du, Y.; Scheidt-Nave, C. (2011): Zahlen und Trends aus der Gesundheitsberichterstattung des Bundes. Diabetes mellitus in Deutschland. GBE kompakt 2 (3). Hg. v. Robert Koch-Institut. Berlin: Robert Koch-Institut. Online verfügbar unter http://www.rki.de/DE/Content/Gesundheitsmonitoring/Gesundheitsberichterstattung/GBEDownloadsK/2011_3_diabetes.pdf;jsessionid=B53718FF64882FEBC0E45ED7CEB

C2DAE.2_cid238?__blob=publicationFile, zuletzt aktualisiert am 17.04.12, zuletzt geprüft am 17.4.12.

Heuer, H. O.; Heuer, S. H. (1999a): Definitionen von Compliance und Formen der Non-Compliance. In: Heuer, H. O.; Heuer, S. H.; Lennecke, K. (Hg.): Compliance in der Arzneimitteltherapie. Stuttgart: Wissenschaftliche Verlagsgesellschaft, S. 5-20.

Heuer, H. O.; Heuer, S. H. (1999b): Ursachen der Non-Compliance. In: Heuer, H. O.; Heuer S. H.; Lennecke, K. (Hg.): Compliance in der Arzneimitteltherapie. Stuttgart: Wissenschaftliche Verlagsgesellschaft, S. 53-76.

Hien, P.; Böhm, B. (2010): Diabetes-Handbuch. Eine Anleitung für Praxis und Klinik; [nach den Leitlinien der Deutschen Diabetes-Gesellschaft (DDG)]. 6. Aufl. Heidelberg: Springer-Verlag.

Herold, G. (2012): Innere Medizin. Waren: Herold-Verlag, S. 700-725.

Isfort, J.; et al. (2002): Mehr wissen, mitentscheiden, Verantwortung übernehmen - sind unsere Patienten dazu bereit? PIA-Studie (Patienteninformation in der Allgemeinmedizin). Hg. v. Isfort, J.; et al. Witten/Herdecke: Universität Witten/Herdecke. Online auch verfügbar unter http://www.evidence.de/Mehr_wissen_-_Mitentscheiden_-_Patienten-_PIA-Studie-_Degam-Travemuende.pdf, zuletzt aktualisiert am 03.05.12., zuletzt geprüft am 03.05.12.

Kehl, T. (2009): Kooperation tut gut. Die Diskussion um die Strukturveränderung im Gesundheitswesen hält an. Einzelgängertum hat in dieser sich verändernden Welt kaum noch Chancen. Pharma Marketing Perspektiven. Hg. v. pharma marketing e-journal. Düsseldorf. Online verfügbar unter http://www.pharma-marketing.de/content/Archiv/_p=1004136,pno=44, zuletzt aktualisiert am 20.04.12., zuletzt geprüft am 20.04.2012.

Klemperer, D. (2005): Shared Decision Making und Patientenzentrierung - vom Paternalismus zur Partnerschaft in der Medizin. Teil 1: Modelle der Arzt-Patient-Beziehung. In: *Balint-Journal* 5 (6). Stuttgart; New York: Thieme-Verlag. Online auch verfügbar unter http://kurse.fh-regensburg.de/kurs_20/kursdateien/P/2005balint1.pdf, zuletzt aktualisiert am 03.05.12., zuletzt geprüft am 03.05.12.

Klemperer, D.; Rosenwirth, M. (2005): Shared Decision Making: Konzept, Voraussetzungen und politische Implikationen. Hg. v. Bertelsmann Stiftung. Gütersloh. Online auch verfügbar unter www.bertelsmann-stiftung.de/cps/rde/xbcr/SID-0A000F14-9BBD1BF0/bst/chartbook_19Informationsquelle für Patienten, die unabhängig, wissenschaftlich fundiert und verständlich geschrieben ist 0705_(2._Auflage).pdf, zuletzt aktualisiert am 03.05.12., zuletzt geprüft am 03.05.12.

Köster, I.; Ferber, L.; Hauner, H. (2005): Die Kosten des Diabetes mellitus - Ergebnisse der KoDiM-Studie. Hg. v. PMV forschungsgruppe. Köln. Online auch verfügbar unter http://pmvforschungsgruppe.de/pdf/02_forschung/a_ergebnis_kodim.pdf, zuletzt aktualisiert am 17.04.12., zuletzt geprüft am 17.04.12.

Laireiter, A. R. (2002): Soziales Netzwerk. In: Schwarzer, R.; Jerusalem, M.; Weber, H. (Hg.): Gesundheitspsychologie von A bis Z. Göttingen (u.a.): Hogrefe-Verlag für Psychologie, S. 546-550.

Loss, J.; Thanner, M.; Nagel, E. (2010): Compliance bei chronischen Krankheiten - Zusammenhang zum Gesundheitssystem. In: *Public Health Forum* 18 (66). München: Elsevier-Verlag, S. 17-19. Online auch verfügbar unter http://www.elsevier.de/fachgebiete-produkte/produktbereiche/journals/public-health-forum/informationen-zur-zeitschrift/, zuletzt aktualisiert am 02.06.12., zuletzt geprüft am 02.06.12.

Matthaei, S.; et al. (2011): Behandlung des Diabetes mellitus Typ II. In: *Diabetologie und Stoffwechsel* 6 (2). Hg. v. Deutsche Diabetes Gesellschaft. Aktualisierte Version 2011. Stuttgart: Thieme-Verlag, S. 105-206. Online auch verfügbar unter http://www.deutsche-diabetes-gesellschaft.de/fileadmin/Redakteur/Leitlinien/Praxisleitlinien/PL_DDG2011_Behandlung_des_DM_Typ2.pdf, zuletzt aktualisiert am 29.04.12., zuletzt geprüft am 29.04.12.

Meichenbaum, D.; Turk, D. C (1994): Therapiemotivation des Patienten. Ihre Förderung in Medizin und Psychotherapie: ein Handbuch. Bern: Hans Huber-Verlag.

Nelson, P. (1970): Information and Consumer Behavior. In: *The Journal of Political Economy* 78 (2). Chicago: University of Chicago Press, S. 311-329. Online verfügbar unter http://www.jstor.org/stable/i304820, zuletzt aktualisiert am 02.06.12., zuletzt geprüft am 02.06.12.

Petermann, F. (2004): Non-Compliance: Merkmale, Kosten und Konsequenzen. In: *Managed Care* 4(4). Neuhausen: Rosenfluh-Verlag, S. 30-32. Online auch verfügbar unter http://www.fmc.ch/uploads/tx_userzsarchiv/gesamt_04_2004.pdf, zuletzt aktualisiert am 03.05.12., zuletzt geprüft am 03.05.12.

Petermann, F. (Hg.) (1998): Einführung in die Themenbereiche. In: Petermann, F. (Hg.): Compliance und Selbstmanagement. Göttingen: Hogrefe-Verlag für Psychologie, S. 9-20.

Petermann, F.; Mühlig, S. (1998): Grundlagen und Möglichkeiten der Compliance-Verbesserung. In: Petermann, F. (Hg.): Compliance und Selbstmanagement. Göttingen: Hogrefe-Verlag für Psychologie, S. 73-102.

Petermann, F.; Warschburger S. (1997): Asthma & Allergien: Belastungen, Krankheitsbewältigung und Compliance. In: Schwarzer, R. (Hg.): Gesundheitspsychologie: ein Lehrbuch. 2. Aufl. Göttingen: Hogrefe-Verlag für Psychologie, S. 431-454.

Rinniger, F.; Stadl, E. (2004): Compliance. In: Reuter, P; Myers, F. (Hg.): Springer Lexikon Medizin. Berlin; Heidelberg; New York: Springer-Verlag, S. 417-417.

Rosenbauer, J.; et al. (2007): Trends des Risikos. In: *Diabetologie und Stoffwechsel* 2 (S1). Stuttgart, New York: Thieme-Verlag, S. 129-129. Online auch verfügbar unter https://www.thieme-connect.com/ejournals/searchresult, zuletzt aktualisiert am 03.06.12., zuletzt geprüft am 03.06.12.

Schäfer, C. (2011): Patientencompliance - Messung, Typologie, Erfolgsfaktoren. Durch verbesserte Therapietreue Effizienzreserven ausschöpfen. Wiesbaden: Gabler-Verlag.

Schauder, P. (2006): Medizinischer Reformbedarf im deutschen Gesundheitssystem und gesellschaftliches Umfeld. In: Schauder, P.; Berthold, H.; Eckel, H.; Ollenschläger, G. (Hg.) (2006): Zukunft sichern: Senkung der Zahl chronisch Kranker. Verwirklichung einer realistischen Utopie. Köln: Deutscher Ärzte-Verlag, 3-17.

Scherenberg, V. (2003): Patientenorientierung. Compliance and Disease-Management-Programme; Praxisbeispiel Diabetes mellitus Typ 2. Stuttgart; Berlin: Verlag für Wissenschaft und Kultur.

Schulenburg, J. M. v. d.; et al. (2005): Praktisches Lexikon der Gesundheitsökonomie. 2. Aufl. Unterschleissheim: Adis Internat.

Schuller, S. (2001): Patienten-Compliance und Patienten-Motivation. In: Kreyher, V. J. (Hg.): Handbuch Gesundheits- und Medizinmarketing. Chancen, Strategien und Erfolgsfaktoren. Heidelberg: R. v. Decker`s, S. 113-131.

Schuller, S. (2002): Steigerung der Patienten-Compliance. Grundlagen - Einflussfaktoren - Lösungsansätze. Wiesbaden: Deutscher Universitäts-Verlag.

Sonnenmoser, M. (2002): Compliance in der Arzneimitteltherapie. ABDA-Refarat. Hg. v. Bundesverband Deutscher Apothekerverbände. Berlin. Online auch verfügbar unter http://www.lak-bw.de/fileadmin/user_upload/service/referate/compliance.pdf, zuletzt aktualisiert am 25.04.12., zuletzt geprüft am 25.04.12.

Statistisches Bundesamt (2010): Gesundheit. Krankheitskosten. 2002, 2004, 2006 und 2008. Hg. v. Statistisches Bundesamt. Fachserie 12, Reihe 7.2. Wiesbaden: DESTATIS. Online auch verfügbar unter https://www.destatis.de/DE/Publikationen/Thematisch/Gesundheit/Gesundheitsausgaben/AusgabenGesundheitPDF_2120711.pdf?__blob=publicationFile, zuletzt aktualisiert am 29.04.12., zuletzt geprüft am 29.04.12.

Statistisches Bundesamt (2012): Gesundheit. Ausgaben. 2010. Hg. v. Statistisches Bundesamt. Fachserie 12 Reihe 7.1.1. Wiesbaden: DESTATIS. Online auch verfügbar unter https://www.destatis.de/DE/Publikationen/Thematisch/Gesundheit/Gesundheitsausgaben/AusgabenGesundheitPDF_2120711.pdf?__blob=publicationFile, zuletzt aktualisiert am 29.04.12., zuletzt geprüft am 29.04.12.

Szecsenyi J. (2009): Ergebnisse der ELSID-Studie. Vergleich von DMP und Regelversorgung. Heidelberg: UniversitätsKlinikum Heidelberg. Online auch verfügbar unter http://www.aok-gesundheitspartner.de/imperia/md/gpp/bund/dmp/evaluation/konferenz_juni09/dmp_konf29_30_06_09_elsid.pdf, zuletzt aktualisiert am 01.06.12., zuletzt geprüft am 01.06.12.

Volmer T.; Kielhorn A. (1998): Compliance und Gesundheitsökonomie. In: F. Petermann (Hg.): Compliance und Selbstmanagement. Göttingen: Hogrefe-Verlag für Psychologie, S. 45-72.

Warschburger S.; Lohre M. (1998): Wie verläßlich sind die Verbrauchsangaben im Mikrozensus? Eine Untersuchung alternativer Quellen zum deutschen Rauchverhalten. Dortmund: Universität Wirtschafts- und Sozialwissenschaft Fakultät.

William, K.; Bond, M. (2002): The roles of self-efficacy, outcome epectancies and social support in the self-care behaviours of diabetes. In: *Psychology Health & Medicine* 7 (2). London: Routledge, S. 127-141. Online verfügbar unter http://www.ingentaconnect.com/content/routledg/cphm, zuletzt aktualisiert am 03.06.12., zuletzt geprüft am 03.06.12.